I0070988

RECHERCHES CLINIQUES SUR LE DALTONISME

RÉSUMÉ DES MÉMOIRES

PRÉSENTÉS

A L'ACADÉMIE DES SCIENCES

EN 1876 & EN 1881

PAR

A. FAVRE,

D. M. P.

Lauréat de l'Académie de Médecine et de l'Institut de France,
Médecin consultant des Compagnies des Chemins de Fer Paris-Lyon-Méditerranée,
des Dombes-Sud-Est et du Rhône,
Vice-Président de l'Association des Médecins de la Compagnie
des Chemins de Fer Paris-Lyon-Méditerranée,
Chevalier de la Légion d'Honneur.

LYON

IMPRIMERIE BELLON

33, Rue de la République, 33

1883

RECHERCHES CLINIQUES SUR LE DALTONISME

RÉSUMÉ DES MÉMOIRES

PRÉSENTÉS

A L'ACADÉMIE DES SCIENCES

EN 1876 & EN 1881

DÉPÔT LÉGAL
Rhône
n.° 630
1883

PAR

A. FAVRE,

D. M. P.

Lauréat de l'Académie de Médecine et de l'Institut de France,
Médecin consultant des Compagnies des Chemins de Fer Paris-Lyon-Méditerranée,
des Dombes-Sud-Est et du Rhône,
Vice-Président de l'Association des Médecins de la Compagnie
des Chemins de Fer Paris-Lyon-Méditerranée,
Chevalier de la Légion d'Honneur.

LYON

IMPRIMERIE BELLON

33, Rue de la République, 33

—

1883

RECHERCHES CLINIQUES SUR LE DALTONISME

RÉSUMÉ DES MÉMOIRES

PRÉSENTÉS

A L'ACADÉMIE DES SCIENCES

EN 1876 & EN 1881

PAR

A. FAVRE, D. M. P.

La fausse appréciation des couleurs, désignée peut-être par les expressions : *avoir la berlue, ne voir que du bleu*, a probablement existé de tout temps ; elle n'a été convenablement étudiée qu'à dater de la fin du siècle dernier, et particulièrement par Dalton. Depuis les communications et les mémoires de l'illustre chimiste anglais, un grand nombre d'auteurs examinèrent cette question. Mais c'est le professeur Wilson, d'Edimbourg, qui surtout indiqua les applications pratiques auxquelles devait donner lieu la connaissance du Daltonisme. En 1854, l'opinion publique fut saisie de la question par les mémoires de Wilson et par un très grand nombre d'articles publiés soit dans les revues médicales, soit dans les journaux politiques. A. Potton, membre de la Société de Médecine et de l'Académie des sciences et lettres de Lyon, donna lecture devant ces sociétés d'un mémoire très intéressant où se trouvaient rappelés les divers écrits de D'Hombres-Firmas, de P. Prévost, de Wartmann et de plusieurs autres auteurs.

L'occasion se présenta bientôt au docteur Favre de faire entrer dans la pratique les conseils de son maître et ami A. Potton. Il fut, en 1854, chargé d'un grand service au chemin de fer, et il visita dès lors, pour les couleurs, tous les candidats qui se présentaient. Les résultats qu'il obtint furent communiqués au médecin en chef de la Compagnie des chemins de fer P.-L.-M., qui, dès 1857, inscrivit l'achromatopsie parmi les causes d'incapacité de service et de réformé. Cependant, le mouvement d'opinion qui s'était produit vers 1854, à la suite des communications de G. Wilson et de Potton, n'avait pas déterminé l'adoption des mesures nécessaires dans la marine, dans les chemins de fer, ni dans les armées de terre, et malgré la publication de monographies très importantes, telles que celle de Goubert, de Paris (1868), le daltonisme risquait de rester à l'état de curiosité pathologique. Toutefois, de proche en proche, le docteur Favre avait gagné quelques adhérents parmi ses collègues, et les divers rapports qu'il avait présentés à l'administration des chemins de fer P.-L.-M. avaient été confirmés par des circulaires du médecin en chef, M. de Villiers, et de plusieurs autres chefs de service.

I. — *Réforme des employés de Chemin de fer affectés de Daltonisme.* — 1873, Lyon-Médical.

L'Association française, pour l'avancement des sciences, vint tenir, en août 1873, ses séances à Lyon. Le docteur Favre eut alors une excellente occasion de faire connaître les résultats pratiques auxquels il était arrivé par l'exploration du sens chromatique des candidats aux emplois des Chemins de fer. Il annonçait, en même temps, avoir porté son attention sur le traitement du daltonisme, affection que les oculistes et les physiciens avaient considérée jusqu'alors comme incurable.

L'observation de plusieurs cas de daltonisme accidentel survenus par le fait de certaines maladies de longue durée, telles que la fièvre typhoïde, des traumatismes, de l'ingestion de certaines substances, de l'abus du tabac et des boissons alcooliques, de l'insolation, fournirent au docteur Favre l'occasion de prescrire des précautions spéciales concernant les professions où la notion exacte des couleurs est indispensable. Ce travail, très abrégé, contient des documents statistiques assez importants; il donne le résultat sommaire d'une enquête faite à l'aide d'un questionnaire proposé à 70 médecins de la Compagnie Paris-Lyon-Méditerranée; il fournit un grand nombre de faits. Le succès que ce travail obtint au Congrès et dans la Presse médicale peut être attribué surtout à ce que l'auteur présente des faits observés avec soin et depuis longtemps. Les conclusions sont: nécessité de la visite des couleurs pour l'admission au service actif des Chemins de fer; connaissance exacte du rouge à la distance règlementaire; exclusion de ceux qui hésiteraient sur cette couleur; inscription, sur le certificat de visite, des erreurs que les candidats commettraient sur les autres couleurs. Réexamens périodiques et exercices sur les couleurs. Examen de ceux qui auraient subi des traumatismes à la tête, ainsi que des buveurs et des fumeurs; les mêmes nécessités existent pour la marine.; cette question intéresse au plus haut point la médecine légale.

II. — Recherches cliniques sur le Daltonisme. Du Traitement. — 1874.

Il ne suffisait pas d'avoir parlé du traitement du daltonisme, il fallait démontrer clairement que des personnes affectées de fausse appréciation des couleurs, bien confirmée, avaient pu acquérir une notion bien distincte des couleurs. De nombreuses visites faites dans plusieurs écoles primaires, l'examen attentif de plusieurs jeunes gens qui, par l'exercice et par l'attention portée sur les couleurs, étaient arrivés, même en peu de temps, à modifier leur état, à apprendre ce qu'ils ignoraient, avaient engagé le docteur Favre à instituer des exercices réguliers dans les écoles, dès la fin de 1872. — En 1873, déjà des résultats importants avaient été acquis, et l'auteur fut à même de présenter au Congrès de Lille un mémoire qui fut très apprécié. La Presse médicale et bientôt après la Presse politique ouvrirent de nouveau la campagne sur le daltonisme, et dès lors, les Compagnies de Chemins de fer furent engagées à prendre des mesures en vue des accidents que la chromatopseudopsie pouvait entraîner.

L'on peut espérer que le daltonisme sera favorablement influencé par certains médicaments.

III. — De la Dyschromatopsie traumatique. — 1875.

La Dyschromatopsie traumatique a été signalée par Wilson, Tyndall, Desmarres. Le docteur Favre l'a observée assez souvent. La première observation qu'il cite date du 27 avril 1857. Plusieurs de ses collègues, questionnés à ce sujet, en 1870, MM. Dionis des Carrières, Rieux, Aubert, Giraud, Rimbaud, en ont eu des exemples.

Dans les cas rapportés par le docteur Favre, la lésion traumatique avait porté sur l'œil même ou sur la partie antérieure de la tête et principalement sur la région frontale. Le trouble de la vue, la fausse appréciation des couleurs affecta le plus souvent un seul œil. Une fois cependant, l'œil gauche ayant été atteint de pseudochromatopsie, par suite d'une contusion, l'œil droit fut sympathiquement frappé de la même anomalie visuelle. Les marins, les employés de chemins de fer étant très exposés aux lésions traumatiques, l'importance de cette étude est évidente.

L'auteur espère utiliser les données fournies par la dyschromatopsie traumatique lorsqu'il pourra être question de formuler une théorie du Daltonisme.

IV.— De la Dyschromatopsie dans ses rapports avec l'Etat militaire. — 1875.

Ce mémoire, que l'auteur destinait à M. le baron Larrey, qu'il croyait être encore à la tête de la médecine militaire, a été présenté, le 8 février 1875, au Conseil de santé des armées par M. le docteur Marmy, alors médecin en chef de l'hôpital militaire de la Charité, à Lyon. — Les diverses circonstances qui peuvent nécessiter, chez les militaires, la notion exacte des couleurs sont examinées avec soin, et, tout en indiquant l'utilité des examens, l'auteur du mémoire insiste particulièrement sur l'utilité des exercices, sur les couleurs dans les écoles régimentaires. Une statistique, dressée suivant des examens faits sur des soldats de l'armée de Lyon, porte à un chiffre très élevé, près de 40 o/o, le nombre des jeunes soldats capables de faire des erreurs réitérées sur une ou plusieurs des couleurs élémentaires. Ce mémoire a été plusieurs fois adressé au Ministère de la guerre ; par le Préfet du Rhône, par le Gouverneur militaire, par le Secrétariat du Maréchal de Mac-Mahon, par le Conseil de santé des armées, et... c'est Schermann, général en chef de l'armée des Etats-Unis qui, le premier, en 1879, a établi la visite des couleurs dans les principaux dépôts de recrutement de l'Union américaine ! Mais Schermann n'a pas institué les exercices sur les couleurs.

V. — De la Dyschromatopsie dans ses rapports avec la Navigation. — 1875.

Ce mémoire a été présenté à la Société de Médecine de Marseille et envoyé en même temps à M. le docteur Roux, inspecteur général du service de santé de la marine. Avant d'entreprendre ce travail, l'auteur a, pendant plus de deux ans, recueilli des renseignements auprès des anciens marins qu'il a rencontrés; il a tenu longtemps en main une tactique navale; il a interrogé plusieurs médecins de la marine, parmi lesquels il a rencontré très heureusement le docteur Féris, médecin-professeur à Brest.

La notion du vert est au moins aussi importante que la notion du rouge pour le marin. Le docteur Maréchal, médecin principal de la marine, chargé par le Ministre de l'examen corporel des candidats à l'École Navale, assure avec raison qu'il faut insister sur le vert plus que sur le rouge dans les examens; le vert, en effet, ne se voit pas d'aussi loin que le rouge, la nuit surtout.

Ce mémoire, qui présentait aux membres de la Société de médecine de Marseille une étude nouvelle, fut très bien accueilli, et cette Société s'attacha l'auteur à titre de membre correspondant, vota l'impression de son travail, sa distribution aux autorités maritimes et son envoi au Ministre de la marine. — Après les journaux médicaux, un grand nombre de journaux politiques examinèrent la question du Daltonisme, et la Compagnie générale Transatlantique fit connaître son intention de soumettre son personnel à la visite des couleurs. Les présidents des Chambres de commerce de Lyon et de Marseille font connaître à l'auteur l'intérêt qu'ils prennent à ses études.

VI. — *Recherches cliniques sur la Dyschromatopsie.* — Mémoire présenté à l'Académie des sciences, —1875, lu à la Société de Médecine de Lyon, — 1876.

Dans ce mémoire, très étendu, accompagné d'un grand nombre de tableaux statistiques, se trouvent résumées les principales opinions émises sur le daltonisme. L'auteur expose que les savants et les poètes les plus illustres, tels que : Aristote, Boërhaave, Newton, Buffon, Dalton, Gœthe, Chevreul, se sont occupés des couleurs, et que la connaissance exacte des caractères que la couleur donne aux objets est d'une très grande importance.

Il existe des différences considérables entre les personnes pour la manière d'être impressionnées par les couleurs. L'on est plus ou moins bien doué à cet égard, et, en définitive, la connaissance exacte des couleurs se produit et se perfectionne de jour en jour par l'usage; elle nous arrive comme d'une manière instinctive. L'on a supposé à tort qu'elle est naturellement acquise à chacun. L'auteur suit pas à pas la production du daltonisme. Il signale les causes

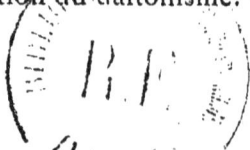

de son aggravation, et, par de nombreux exemples pris dans les écoles, il indique les moyens les plus efficaces pour assurer le fonctionnement régulier d'un sens qui doit nous fournir, dans un très grand nombre de circonstances, des renseignements exacts. Les conditions des exercices dans les écoles sont indiquées.

Un long chapitre est destiné à citer quelques unes des erreurs innombrables des daltoniens. Quelques accidents arrivés sur les lignes des Chemins de fer sont rappelés, des erreurs dans les ateliers, dans les magasins, ont été commises souvent, et l'on peut trouver facilement un grand nombre de daltoniens chez les peintres : tel a fait une vache verte, un autre des chevaux violets ou bleus ; celui-là, ayant à peindre un enfant, fait une cuisse rose, l'autre verte, et des arbres rouges. Un grand nombre abusent des teintes violettes, du jaune, du bleu ou du vert.

La notion des couleurs est indispensable aux marins, de nombreux sinistres en mer doivent être attribués à des erreurs de daltoniens.

L'examen des candidats aux emplois du service actif des Chemins de fer est traité très longuement. Les prescriptions règlémentaires de la Compagnie P.-L.-M. concernant les signaux colorés sont exposées et mises en rapport avec les conclusions de la *Réforme des employés de Chemin de fer*. Suit une énumération des procédés d'examen de jour et de nuit, la comparaison établie entre les résultats des examens de jour et de nuit chez quatorze employés de Chemin de fer gravement affectés de daltonisme, et les réponses faites par neuf d'entre eux à qui l'on avait demandé de citer les couleurs de l'arc-en-ciel.

Le chapitre concernant la statistique renferme des relevés empruntés à plusieurs auteurs, et de nombreux éléments fournis par le docteur Favre et recueillis sur des adultes, des enfants et des vieillards.

L'auteur insiste beaucoup sur le traitement du daltonisme ; il propose de l'entreprendre de bonne heure dans les écoles. L'immunité relative des femmes s'explique par les habitudes des personnes du sexe féminin depuis leur enfance, et l'on comprend, suivant les explications de l'auteur, pourquoi les individus du sexe masculin sont dix fois plus souvent que les femmes affectés de daltonisme et de bégaiement.

Nombreux exemples de guérison de la dyschromatopsie par l'exercice chez des enfants et chez des adultes.

Vues théoriques tirées de l'observation des daltoniens congénitalement ou accidentellement affectés.

L'hérédité du daltonisme est bien démontrée ; elle se fait souvent par les femmes, c'est-à-dire que le daltonisme se

retrouve chez les parents de la mère, tandis qu'elle-même
échappe à la dischromatopsie ; ainsi, la plupart des daltoniens interrogés à cet égard avaient un oncle maternel
qui s'était signalé par de nombreuses bévues, tandis que
leur mère distinguait bien les couleurs. Le grand-père
maternel fait aussi souvent souche de daltoniens.

La couleur la mieux connue en France, c'est le rouge :
la moins connue, le violet.

VII. — Ces mémoires ont été résumés dans une note in-8°
de 7 pages, 1876.

VIII. — *Exercice sur les couleurs au Pensionnat de St-Denis.*

Mémoire adressé suivant le désir de M. le baron Larrey, à M. le
Grand-Chancelier de la Légion-d'Honneur. — 1876.

Le sens chromatique se forme et se perfectionne de jour
en jour par l'usage ; il est démontré que ce n'est que par
une attention soutenue et appliquée dès le jeune âge que
l'on arrive à posséder une notion des couleurs de premier
ordre. Les femmes se distinguent particulièrement par leur
aptitude à saisir les moindres nuances, et elles sont certai-
nement d'autant plus habiles qu'elles se sont plus exercées.
Cependant l'enseignement méthodique des couleurs ne
se fait jusqu'à présent nulle part. Partout, même dans les
écoles de peinture, l'on agit comme si la notion exacte des
couleurs était naturellement acquise à chacun. Mais les
visites faites dans les salles d'asile et dans les écoles enfan-
tines ont démontré à l'auteur, d'une manière très évidente,
que jusqu'à l'âge de huit ans l'ignorance des couleurs se trouve
chez les petites filles dans la même proportion que chez les
garçons. Ce n'est qu'à dater de cet âge que les enfants du
sexe féminin acquièrent une supériorité qu'elles conserve-
ront pendant toute la vie. C'est un peu avant l'âge de 8 ans,
et dès cet âge surtout, que les petites filles sont obligées de
porter leur attention sur les objets colorés. Il serait très
avantageux de les faire profiter des exercices méthodiques
en leur démontrant les couleurs suivant les principes de
l'illustre professeur Chevreul, et d'augmenter ainsi la
valeur de leur sens chromatique. Cette éducation particulière
a sans doute été mise en usage à St-Denis, et a produit les
résultats annoncés. La peinture artistique, la copie des

tableaux, la peinture sur porcelaine, le dessin, la peinture industrielle, la fabrication et la vente des étoffes, l'industrie du vêtement, peuvent mettre en lumière le talent des femmes aussi bien que celui des hommes, et il a semblé à l'auteur que, dans les établissements de l'Etat, la préparation aux professions qui s'exercent sur les objets colorés pouvait se faire mieux qu'ailleurs, au grand avantage des intérêts de la famille. L'auteur indique sommairement le *modus faciendi*. Il faut nécessairement quelques années pour apprécier les résultats des exercices qu'il a conseillés.

IX. — *Du Daltonisme dans ses rapports avec la Navigation*, 1876-1877. — Société de Médecine de Lyon et LYON-MÉDICAL.

Cette note, lue à la Société de Médecine de Lyon, était destinée par le docteur Favre à faire connaître à ses collègues l'opinion de plusieurs médecins et de plusieurs officiers de notre marine sur la dyschromatopsie. Elle démontre clairement que l'attention des officiers de marine, aussi bien des officiers de vaisseau que des médecins, ne s'était pas portée sur le daltonisme avant la publication du mémoire présenté à la Société de Médecine de Marseille. Dans ce mémoire se trouvent rappelés plusieurs passages du travail publié par le docteur Féris dans les annales de la Médecine navale.

X. — *Le Traitement du Daltonisme dans les Ecoles.* — 1877.

Ce travail, destiné aux instituteurs primaires, a été tiré à 2,000 exemplaires, dont 1,200 ont été offerts à M. le Ministre de l'Instruction publique par M. Chevandier, député de la Drôme. Les résultats obtenus dans 17 écoles de garçons ou de filles sont consignés dans ce mémoire, et les règles de l'éducation du sens chromatique et du traitement des daltoniens y sont posées d'une manière très claire, mais très abrégée. Depuis cette époque, les examens et les exercices ont été continués dans un grand nombre d'écoles, mais aucun ordre ministériel n'a été donné à ce sujet. L'auteur avait déjà, en 1873, et avant d'avoir écrit sur la fausse appréciation des couleurs, fait connaître au ministre de l'Instruction publique les résultats qu'il avait obtenus dans plusieurs écoles.

XI.—*Recherches cliniques sur le Daltonisme.* — *Eléments de statistique.* — Congrès du Havre et GAZETTE HEBDO-MADAIRE, n° 41. — 1877.

Dans cette note se trouvent rappelées les principales statistiques publiées avant 1877. Un grand nombre de relevés ont été rassemblés par l'auteur.

Les écoles publiques, les chemins de fer et la garnison de Lyon, des employés de différentes administrations, des ouvriers, des vieillards des deux sexes ont constitué un ensemble très considérable de faits, auxquels M. Favre a joint des statistiques provenant d'examens faits en Algérie et au Sénégal.

XII. — *Le Diagnostic du Daltonisme*

A fait l'objet de plusieurs communications, soit à la Société de médecine, soit à la Faculté de médecine. Les divers procédés usités ont été souvent démontrés devant plusieurs médecins de la Compagnie du Chemin de fer, et, dans la séance du 28 janvier 1878, à la Société de Médecine de Lyon. Après l'exposé des procédés les plus usités une discussion, à laquelle ont pris part MM. Diday, Rambaud, Boucaud, Chassagny, Ferrand et Favre, a eu lieu.

XIII. — *Nouvelles recherches sur la détermination quantitative de la vision chromatique,* par Dor et Favre. — 1878. — 16 pages.

Ce mémoire a été lu, dans la séance du 11 mars 1878, de la Société nationale de Médecine de Lyon, par M. Dor, en son nom et en celui de M. Favre.[1]

Les expériences rapportées ont été faites en commun, mais il est juste d'attribuer à M. Dor, ce travail qui se termine par des observations de daltonisme pathologique. Une discussion, à laquelle ont pris part MM. Rambaud, Favre et Dor, a suivi la lecture de cet intéressant travail.

XIV. — Le D͏ʳ Favre a fait connaître les divers procédés usités pour l'*Exploration du sens chromatique* dans la chaire du professeur Gayet, à la clinique ophthalmologique de la Faculté de médecine. Un nombreux auditoire, composé de docteurs en médecine, médecins de la ville et médecins militaires, d'internes et d'externes et d'élèves de la Faculté, a paru suivre avec intérêt, et pendant plus d'une heure, les diverses démonstrations. Après avoir fait connaître les nécessités du service en ce qui concerne les chemins de fer, M. Favre a montré par quels moyens l'on peut s'assurer que les candidats et les agents sont à même de distinguer les signaux colorés de jour et de nuit. Plusieurs daltoniens ont été examinés devant l'assistance, à l'aide des procédés de Holmgren, de Dor et de Daae, et avec les tableaux pseudo-isochromatiques de Stilling.

XV. — *Des mesures sanitaires et des moyens préventifs nécessités par le Daltonisme.*

Conférence le 15 mars 1878, dans la chaire de M. le professeur Rollet, à la Faculté de Médecine de Lyon.

Des docteurs en médecine, des élèves de l'école, des ingénieurs, des employés des chemins de fer assistent à cette leçon. L'auteur tâche de déterminer quel est le minimum de notion des couleurs qu'il faut avoir, et il rappelle qu'il arrive très rarement que la couleur ne serve pas à une désignation spéciale dans la description des objets.

Il passe rapidement en revue les règles de la circulation par les chemins de fer, en ce qui concerne les signaux colorés. Il faudrait renoncer aux signaux de couleur, si l'on ne devait pas exclure les daltoniens du service des voies ferrées. Quelques agents ont spontanément réclamé des changements d'emploi, en invoquant le défaut de leur vue en présence des couleurs ; mais il ne faut pas compter sur une telle initiative, dont les exemples sont très rares. La visite d'admission et les examens périodiques sont de toute nécessité. Pour ce qui touche la marine, les mémoires de Féris confirment en tous points les propositions du docteur Favre.

L'examen de 654 soldats, fait à Lyon, au Mans et à Versailles, à l'aide des mêmes procédés, par six observateurs différents, porte à plus de 30 o/o le nombre des militaires affectés de dyschromatopsie. Il y a lieu d'exclure ceux qui n'ont pas une vue normale, des postes où la notion exacte des couleurs est nécessaire, et de les faire exercer sur les objets colorés jusqu'à ce qu'ils soient à même de bien distinguer les signaux et qu'ils aient acquis la notion exacte des cinq couleurs élémentaires, de près et à distance.

L'étude du daltonisme intéresse l'industrie et le commerce, et la visite des couleurs a, depuis quelque temps, été instituée dans plusieurs ateliers de teinture.

Cette visite a été pratiquée avec succès par le docteur Potton et par le docteur Passot, médecin du Conseil des prudhommes, dans plusieurs cas de malfaçons attribuées à des ouvriers ou à des apprentis.

Les erreurs imputables à la fausse appréciation dans les ateliers de teinture sont environ de 2 o/o. Le daltonisme accidentel a souvent été observé. Il y a eu un très grand nombre de peintres daltoniens qui n'ont jamais été traités d'une manière méthodique.

Beaucoup de médecins sont daltoniens ; il en a été compté 4 à la Société de Médecine de Lyon, sur 40 membres, et 4 sur 27 chefs de service titulaires dans les hôpitaux de Lyon.

Dans les écoles, au lieu de prendre la peine d'enseigner les couleurs aux enfants daltoniens, on s'est moqué d'eux et souvent on les a punis jusqu'à ces derniers temps.

Il faut que les femmes s'occupent des enfants qui ne distinguent pas facilement les couleurs.

XVI. — *Traitement du Daltonisme congénital par l'exercice*, chez l'enfant et chez l'adulte. — 1879.

M. Favre, communiquant ce mémoire à la Société de Médecine de Lyon, dit avoir trouvé le traitement rationnel du daltonisme dans une école de garçons et vérifié les observations qu'il a faites chez les enfants en visitant plus tard les vieillards de la Charité.

Le témoignage du docteur Bianchi, médecin de l'Ecole vétérinaire de Lyon, et du docteur Féris, actuellement médecin-professeur de la marine, est tout-à-fait en faveur de la méthode proposée.

Dans un grand nombre d'écoles, la notion exacte des couleurs a été donnée en peu de temps au plus grand nombre des élèves ; quelques-uns seulement ont réclamé des soins particuliers. Un enfant de l'école de l'avenue de Saxe, 100, affecté très gravement, n'a pu connaître les couleurs qu'après 15 mois de soins assidus. Après avoir confondu toutes les couleurs, il les a apprises, les a oubliées, les a apprises de nouveau, les a plusieurs fois oubliées et a donné la preuve, le 14 mars 1877, d'une connaissance exacte des couleurs. Il a été examiné à plusieurs reprises à l'aide des procédés de précision.

Féris a guéri tous les daltoniens, au nombre de 19, qu'il a trouvés sur l'aviso l'*Hamelin*.

Un homme de 30 ans, très gravement affecté et traité pendant 15 mois, a pu être presque complètement guéri.

L'auteur n'admet pas la théorie de Thomas Young, laquelle conclut à l'incurabilité du daltonisme.

Les personnes atteintes de dyschromatopsie n'acceptent pas volontiers les exercices destinés à mettre leur vue d'accord.

Explication de l'action des couleurs franches sur un sens chromatique désorienté. Il faut augmenter la part de l'exercice en raison même des défauts du sens chromatique. Il faut établir un rapport exact entre les impressions colorées et les termes qui doivent servir à les exprimer. Il faut supposer que ceux qui ne donnent pas à 20 ans la preuve de la notion exacte du *rouge*, du *jaune*, du *vert*, du *bleu* et du *violet*, sont atteints de dyschromatopsie. — Il importe peu que l'exercice méthodique sur les couleurs soit considéré comme un procédé thérapeutique ou comme un procédé pédagogique, que le terme de guérison ou d'éducation soit employé pour caractériser le résultat obtenu chez une personne qui donne la preuve d'une connaissance exacte des couleurs succédant à une ignorance constatée de ces mêmes couleurs. Il y a des degrés dans la dyschromatopsie, mais il ne faut pas admettre une classe de daltoniens incurables, au moins chez les jeunes sujets. — Si les femmes sont moins souvent que les hommes affectées de dyschromatopsie, c'est parce qu'elles sont de bonne heure et pendant toute leur vie obligées de s'occuper des objets colorés. Ce travail a donné lieu à une discussion entre M. le docteur Gayet, professeur de clinique ophtalmologique à la Faculté, et M. Favre.

XVII. — *La Dyschromatopsie dans ses rapports avec la Médecine publique.* — 1880.

Mémoire lu à l'Académie de médecine, dans sa séance du 10 août 1880. L'auteur a examiné pour les couleurs plus de 10,000 adultes, avec soin et par différents procédés.

Il a noté 10 fois au moins sur 100 la dyschromatopsie. Il a réformé un candidat sur 75 au chemin de fer.

Le daltonisme peut être cause de discussions, de contestations, de batailles, d'accidents terribles, de malheurs irréparables.

De nombreux exemples d'erreurs graves des daltoniens sont exposés. L'auteur insiste sur la nécessité, pour les magistrats et les experts, de bien connaître les couleurs.

Les personnes vouées aux professions industrielles et commerciales ont besoin d'avoir des connaissances plus étendues sur les couleurs que les employés sur les chemins de fer et les marins. Il faut donc, pour évaluer leur sens chromatique, admettre un critérium particulier en rapport avec les services que l'on doit leur demander.

Il faut rendre les daltoniens responsables de leurs erreurs par une loi et généraliser l'obligation de la visite des couleurs. Cette loi constituera un excellent moyen thérapeutique. Ce mémoire, publié par la *Gazette hebdomadaire de Médecine et de Chirurgie*, et tiré à 2,000 exemplaires, a été adressé à chacun des membres du gouvernement et du Parlement.

XVIII.— *Examen de 106 recrues au camp de Sathonay.*

Exercices méthodiques par les docteurs Favre et Brégi.

Huit heures, en 4 séances, ont été consacrées à l'examen du sens chromatique de 106 recrues, par le docteur Brégi, médecin aide-major de l'armée, et par le docteur Favre. Les résultats des examens ont été soigneusement notés. Le docteur Brégi a fait exercer ensuite ceux qui avaient présenté des erreurs, à l'épreuve de Holmgren ou à l'examen direct. — Quatre heures, en 2 séances, ont été enfin employées par MM. Favre et Brégi à constater, à l'aide de plusieurs procédés, les résultats des exercices. M. le docteur Brégi publiera ces résultats à son retour d'Afrique.

XIX. — *Le pronostic du Daltonisme* résume, dans une étude d'ensemble, les dangers de la dyschromatopsie. Ce travail est destiné par l'auteur à solliciter de nouveau l'attention des membres du gouvernement et du Parlement, afin de faire décider, par une loi, la mise en usage des précautions et des mesures sanitaires, depuis si longtemps réclamées.

Il faut de toute nécessité s'occuper du sens chromatique des enfants dans la famille et dans les écoles ; il faut exclure ceux qui ne peuvent pas donner la preuve d'une notion exacte des couleurs, des emplois où cette connaissance est nécessaire.

Il faut obliger les individus du sexe masculin à faire usage, pour se guérir, d'un moyen à l'aide duquel les femmes échappent presque toutes et spontanément à la dyschromatopsie.

Les propositions sur la visite des couleurs dans l'armée, la marine, les chemins de fer sont appliquées en Europe et en Amérique en 1878-1879-1880.

Les exercices dans les écoles sont mis en usage par ceux-là même qui ont le plus contesté leur utilité en affirmant l'incurabilité du daltonisme.

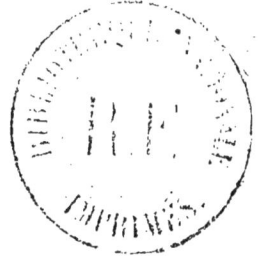

Lyon. — Imp. Bellon, rue de la République, 33.

DU MÊME AUTEUR

1873. — *Réforme des employés de chemin de fer affectés de dalto-nisme.* Lu aù Congrès de Lyon de l'Association française pour l'avancement des sciences, et *Lyon Médical.*

1874. — *Recherches cliniques sur le daltonisme ; du traitement.* Lu au Congrès de Lille de l'Association française pour l'avancement des sciences, et *Lyon Médical.*

1875. — *De la dyschromatopsie traumatique.* Société nationale de médecine et *Lyon Médical.*

1875 et 1876. — *De la dyschromatopsie dans ses rapports avec l'état militaire.* Mémoire présenté au Conseil de santé des armées.

1875 et 1876. — *De la dyschromatopsie dans ses rapports avec la navigation.* Mémoire présenté à la Société nationale de médecine de Marseille, et *Marseille Médical.*

1875 et 1876. — *Recherches cliniques sur le daltonisme.* Mémoire présenté à l'Académie des sciences. Lu à la Société de médecine de Lyon (inédit).

1876. — *Résumé des mémoires précédents.* Lyon.

1876. — *Du daltonisme dans ses rapports avec la navigation.* Société de médecine de Lyon et *Lyon Médical.*

1877. — *Le traitement du daltonisme dans les écoles.* Lyon.

1877. — *Recherches cliniques sur le daltonisme ; éléments de statistique.* Congrès du Hâvre et *Gazette hebdomadaire de médecine et de chirurgie.*

1878. — *Des mesures sanitaires et des moyens préventifs nécessités par le daltonisme.* Faculté de médecine de Lyon. Paris, G. Masson, éditeur.

1879. — *Le traitement du daltonisme chez l'enfant et chez l'aduite.* Société de médecine de Lyon et *Gazette hebdomadaire de médecine et de chirurgie.* Paris, G. Masson, éditeur.

1880. — *La dyschromatopsie dans ses rapports avec la médecine publique.* Académie de médecine et *Gazette hebdomadaire de médecine et de chirurgie.*

1883. — *Le pronostic du daltonisme.*

www.ingramcontent.com/pod-product-compliance
Lightning Source LLC
Chambersburg PA
CBHW050458210326
41520CB00019B/6270